I0068811

ÉTUDE CLINIQUE

DU

CANCER DE L'INTESTIN

PAR

Armand FLEUR,
Docteur en médecine de la Faculté de Paris,
Ancien externe des hôpitaux.

PARIS
A. PARENT, IMPRIMEUR DE LA FACULTÉ DE MÉDECINE
31, RUE MONSIEUR-LE-PRINCE, 31.

1879

ÉTUDE CLINIQUE

DU

CANCER DE L'INTESTIN

PAR

Armand FLEUR,
Docteur en médecine de la Faculté de Paris,
Ancien externe des hôpitaux.

PARIS
A. PARENT, IMPRIMEUR DE LA FACULTÉ DE MÉDECINE
31, RUE MONSIEUR-LE-PRINCE, 31.

1879

A MES PARENTS

A MON FRÈRE

A MES AMIS

A. Fleur.

A MON PRÉSIDENT DE THÈSE

M. LE DOCTEUR PETER

Professeur de pathologie médicale à la faculté de médecine,
Médecin de l'hôpital de la Pitié,
Membre de l'Académie de médecine,
Chevalier de la Légion d'honneur.

A M. LE DOCTEUR BUCQUOY

Professeur-Agrégé,
Médecin de l'hôpital Cochin.
Chevalier de la Légion d'honneur.

A MES MAITRES DANS LES HOPITAUX

ÉTUDE CLINIQUE

DU

CANCER DE L'INTESTIN

INTRODUCTION

Avant d'entrer en matière, nous voulons expliquer pourquoi nous avons choisi ce sujet de préférence à tout autre. Eh bien ! ce qui nous a décidé, c'est le défaut absolu de travaux sur ce point particulièrement intéressant de la pathologie interne. Que voyons-nous, en effet, en parcourant les divers articles des livres classiques ou des dictionnaires, sur le cancer de l'intestin ? Une énumération succincte de quelques phénomènes généraux très fréquemment observés, tels que : troubles dyspeptiques, amaigrissement, teinte jaune paille, etc.; presque tous les auteurs signalent aussi la terminaison par occlusion plus ou moins complète et par perforation.

Assurément ce tableau est la description fidèle et exacte d'un grand nombre de faits, peut-être même de la majorité. Mais peut-il, dans tous les cas, satisfaire aux exigences de la clinique ? Nous ne le croyons pas; car, s'il existe une affection à marche irrégulière, se terminant d'une manière tout à fait imprévue, c'est bien le cancer de l'intestin. Pour s'en convaincre, il suffit de lire les quelques Observations intéressantes que nous publions dans ce travail.

Cette insuffisance des classiques une fois établie, nous avons dû chercher s'il n'existait pas d'ouvrage traitant particulièrement de la matière : nos recherches ont été vaines.

A peine trouve-t-on deux ou trois propositions inaugurales, parues aux environs de 1840, et dont le mérite est de rappeler en quelques lignes les généralités connues de temps immémorial. Dans son traité : *Des Maladies cancéreuses*, Lebert a consacré quelques pages au cancer de l'intestin : ici encore le sujet n'est pas traité d'une façon complète. L'anatomie pathologique tient la première place, et tout le reste est très écourté. Ainsi donc, de monographie digne de ce nom, nous n'en connaissons pas.

C'est cette lacune regrettable que nous nous proposons de combler aujourd'hui, malgré les grandes difficultés inhérentes au sujet et le peu d'autorité que nous avons pour mener à bien ce travail.

Notre but est-il atteint ? Nous n'osons l'espérer.

En tout cas, nous aurons toujours le mérite, mince, il est vrai, d'avoir indiqué le chemin à ceux qui, dans un avenir plus ou moins éloigné, voudront bien jeter un nouveau jour sur cette question intéressante.

DU CANCER DE L'INTESTIN

DÉFINITION

Il n'est pas facile de définir exactement le cancer en général. Pour s'en assurer, il suffit de jeter un coup d'œil sur les traités spéciaux. Chaque auteur envisage cette affection à un point de vue absolument personnel et suivant les besoins de la cause qu'il défend, de telle sorte qu'il est impossible de se faire une opinion au milieu de toutes ces définitions. C'est au point que plusieurs écrivains en sont venus à dire : « Qu'aujourd'hui on décrit le cancer, mais qu'on ne le définit pas. » Pour nous, cette dernière proposition n'est pas rigoureusement vraie, elle n'est que spécieuse; et tout en acceptant la formule que l'on trouve à l'article *Cancer* du dictionnaire de MM. Littré et Robin, et où il est dit : « Que ce mot sert à désigner toutes les tumeurs qui désorganisent les tissus où elles se développent, qui se les assimilent, qui s'étendent sans jamais rétrograder, et le plus souvent quand elles ont été enlevées, se reproduisent, d'après la cause inconnue qui a présidé à leur génération primitive, » nous donnerons du cancer la définition suivante, beaucoup moins longue et, à notre avis, beaucoup plus clinique : « C'est une tumeur maligne susceptible de généralisation et ayant presque constamment, pour ne pas dire toujours, une terminaison funeste. »

Voilà ce que nous entendons par ce mot, auquel les anatomo-pathologistes vont jusqu'à refuser toute valeur, mais que les cliniciens conserveront, parce qu'il rend très exactement leur pensée et suffit à tous les besoins. Appliquée au cancer de l'intestin, cette définition jette immédiatement un grand jour sur ce sujet.

En effet, d'après ce que nous venons de dire, on peut prévoir que le cancer de l'intestin consiste en la présence, dans un point quelconque des parois du tube digestif intestinal, d'une tumeur de mauvaise nature, pouvant se généraliser à d'autres organes et aboutissant fatalement à la mort.

Mais ici surgit une difficulté, de peu d'importance il est vrai, qui cependant mérite d'être tranchée. Quelles limites assignerons-nous à cette étude sur le cancer de l'intestin ? Suivrons-nous cet organe depuis son origine, c'est-à-dire à partir du pylore, jusqu'au rectum inclusivement, ou bien, laissant de côté cette partie ultime du gros intestin, nous arrêterons-nous à l'S iliaque du colon? Ce dernier parti nous paraît préférable, d'autant plus que les lésions du rectum, aujourd'hui bien étudiées, sont surtout accessibles à l'investigation et à l'intervention chirurgicales.

Ainsi donc nous ne parlerons pas du cancer du rectum, et notre travail comprendra seulement cette portion du tube digestif commençant en haut immédiatement au-dessous de l'extrémité pylorique de l'estomac, et finissant en bas avec la terminaison de l'S iliaque.

Il nous reste enfin à indiquer l'ordre que nous avons l'intention de suivre dans l'accomplissement de notre tâche.

Dans un premier chapitre, nous dirons d'abord quelques mots sur l'étiologie du cancer en général, et du cancer de l'intestin en particulier.

Dans un second plus important, nous traiterons de l'anatomie pathologique.

Nous en consacrerons un troisième à la description des symptômes et à la marche de la maladie.

Un quatrième rappellera brièvement quelques signes différentiels, qui permettent de reconnaître le cancer de l'intestin.

Dans un cinquième et dernier, nous présenterons quelques considérations sur le traitement de cette affection.

CHAPITRE PREMIER

DE L'ÉTIOLOGIE DU CANCER

Il faudrait un petit volume pour énumérer les causes innombrables auxquelles on a, de tout temps, rapporté l'existence du cancer. On a invoqué successivement l'âge, le sexe, l'hérédité, les mauvaises conditions hygiéniques, les abus vénériens, le célibat, la stérilité, les conditions pathologiques antérieures, la suppression d'un exutoire ou d'une évacuation habituelle, enfin toute la série des émotions tristes ou gaies. Comme causes déterminantes, on a surtout cité : la pression, les coups, les phlegmasies aiguës ou chroniques répétées et l'usage des boissons alcooliques : et nous en omettons à dessein un grand nombre. Dès maintenant donc, nous pouvons tirer cette conclusion : que si chacune de ces causes était propre à donner naissance au germe cancéreux, les trois quarts du genre humain succomberaient sous les coups de cette terrible maladie. Fort heureusement qu'il n'en est rien. Quoi qu'il en soit, nous allons examiner attentivement quelle est la part de la vérité dans cette fastidieuse accumulation d'éléments hétérogènes, et lorsque, par l'étude des faits soumis à notre observation, nous serons à même d'apprécier la valeur de ces allégations, nous ferons bonne et prompte justice de tout ce qui nous paraîtra sortir de l'imagination des auteurs, ou être du domaine de la crédulité publique.

Age. — On a dit que l'âge prédisposait au vice cancéreux, et que c'était surtout chez les vieillards qu'on rencontrait cette maladie. C'est en effet, d'après nous, l'expression de la vérité ; mais, de là, il ne faudrait pas conclure qu'on ne trouve pas le cancer chez de jeunes sujets : car les faits viennent donner un démenti formel à cette proposition.

Sur les vingt-cinq cas de cancer de l'intestin que nous avons pu réunir en vue de ce travail, il y en a sept dans lesquels les malades atteints ne dépassaient pas 32 ans. Le plus jeune était un enfant de 6 ans ; un autre avait 17 ans ; un troisième 20 ans, et les quatre derniers étaient âgés de 25 à 32 ans. Ces chiffres ont bien leur éloquence, et prouvent que, dans tous les cas douteux, le médecin doit être très réservé.

Sexe. — Le sexe a été aussi accusé d'être une cause prédisposante à l'affection qui nous occupe, et, si nous en croyons la plupart des auteurs, la femme serait, plus fréquemment que l'homme, victime de cet affreux mal. D'une façon générale, c'est exact ; car le sein et l'utérus sont deux organes où la dégénérescence cancéreuse est surtout fréquente. Mais, dans notre cas particulier, il ne peut plus en être ainsi, car il n'est question que d'un organe commun aux deux sexes, présentant la même structure et chargé des mêmes fonctions au point de vue physiologique.

Avant toute supputation, la simple raison semble donc indiquer que le cancer de l'intestin doit être à peu près aussi fréquent chez l'homme que chez la femme. Si, en effet, nous consultons notre tableau général, nous comptons treize cas appartenant au sexe masculin et douze seulement au sexe opposé. C'est la confirmation de notre raisonnement.

Hérédité. — Ce n'est pas sans raison que, depuis fort longtemps, on présente l'hérédité comme l'une des principales causes occasionnelles du cancer. C'est un fait d'observation indéniable, qui n'a pas échappé à l'esprit sagace de nos pères et que nous pouvons, du reste, vérifier malheureusement chaque jour. Mais comment se fait cette transmission pathologique? Quel en est le mécanisme?

L'influence du père est-elle égale à celle de la mère? Nous posons ces questions sans les résoudre. Toutefois, avant de quitter cette question de l'hérédité, nous ne pouvons résister au désir de publier ici même la curieuse Observation que nous devons à l'obligeance de M. Rendu, et qu'il a recueillie dans sa pratique civile.

Obs. I. — Antécédents diathésiques. — Manie à forme circulaire, survenant à plusieurs reprises. — Diabète intermittent. — Développement, sans cause connue, d'un phlegmon abdominal et d'une péritonite symptômatique d'un cancer de l'S iliaque (hérédité organique), par M. Rendu, médecin des hôpitaux.

Mme X..., âgée de soixante ans environ, est née d'une mère anglaise fort nerveuse, ayant eu à plusieurs reprises de vrais accès de manie. Habituellement constipée, elle fut atteinte, vers l'âge de soixante-cinq ans, d'un épithélioma de l'anus, qui dura fort longtemps et finit par l'épuiser; elle mourut très cachectique. Le père de Mme X... était goutteux et mourut d'hémorrhagie cérébrale.

Quant à elle, pas d'accès de goutte proprement dit, mais fré quemment des douleurs rhumatoïdes. Pas de sable, ni de gravelle urinaire, ni de coliques hépatiques; mais elle a un caractère inégal, un peu fantasque, beaucoup d'intelligence et d'esprit, un peu de bizarrerie parfois, même en bonne santé.

Il y a deux ans, elle perdit sa sœur unique, d'une tumeur fibreuse de l'utérus. (Etait-ce un cancer ?)

Sous l'influence de son chagrin, elle tomba dans une mélancolie profonde, avec idées de suicide. Déjà, plusieurs années auparavant, elle avait passé par une phase de tristesse qui avait duré plusieurs mois et avait été suivie d'une période d'excitation cérébrale. M. Potain avait alors remarqué la présence du sucre dans les urines.

Tout l'hiver de 1876 se passa dans cette mélancolie. Elle était taciturne et sombre, ne recevait personne et restait somnolente.

Brusquement, le 12 mai dernier, elle se réveilla active, alerte, causant beaucoup avec une grande volubilité, écrivant à tous ses amis, ne dormant plus et présentant une activité intellectuelle excessive, sans incohérence cependant. C'est à ce moment que je la vis pour la première fois. Elle me reçut d'abord assez brusquement ; puis, passant d'une extrême méfiance à une confiance absolue, se laissa examiner complétement, me donnant des détails très intimes et racontant, par exemple, que, jusque-là, elle avait été voltairienne, mais qu'elle se sentait convertie par l'âme de sa sœur qui lui était apparue sous la forme d'une fleur d'oranger. Insomnie des plus persistantes à la suite de cette excitation cérébrale.

En effet, pendant tout le mois de juin et une partie de juillet, malgré l'opium, le bromure de potassium, la morphine, le chloral, il fut impossible d'obtenir plus de deux heures de sommeil par jour.

Pendant ce temps, le diabète se manifestait par une glycosurie peu considérable et qui n'était pas permanente. Ainsi, au commencement de juin, on trouvait du sucre dans l'urine ; le 20 juin et le 5 juillet, il n'y en avait plus ; le 11 juillet, on en retrouvait de nouveau. La soif était très vive, les urines abondantes, mais pas d'appétit ni de sommeil (pouls toujours à 120 depuis plus d'un mois).

Vers le 15 juillet, la malade se plaignit d'avoir de la diarrhée depuis quelques jours. C'était là un symptôme qu'elle avait déjà ressenti à plusieurs reprises dans le courant de l'hiver. Elle avait présenté à cette époque des alternatives de diarrhée et de constipation, avec coliques vives, sans jamais avoir rendu de sang ni éprouvé de vomissements. Cette diarrhée parut se calmer immédiatement au moyen de pilules d'extrait thébaïque. Mais les coliques étaient constantes, les digestions mauvaises et l'amaigrissement notable.

A la fin de juillet, elle partit à la campagne. Là, son excitation intellectuelle se calma un peu, et elle recouvra de la tranquillité et du sommeil. Mais, vers la fin d'août, la diarrhée et les coliques devinrent très fortes : elle commença à souffrir en permanence dans le flanc gauche. Elle revint alors à Paris.

Vers le 8 septembre, la malade fut obligée de se mettre au lit, présentant une fièvre très vive, de la chaleur, des nausées, un état de tension et de sensibilité abdominales excessif ; bref, tous les signes rationnels d'une péritonite.

M. Potain constata à cette époque un empâtement occupant toute la fosse iliaque et le flanc gauches, et se prolongeant jusque vers la ligne médiane. A son niveau, sonorité tympanique, en sorte qu'il pensa qu'il s'agissait d'anses intestinales agglutinées par un exsudat inflammatoire. On diagnostiqua une péritonite circonscrite plutôt qu'un phlegmon iliaque (sangsues, onguent mercuriel). Au bout de quelques jours, il parut se faire une détente, l'appétit revint et la tumeur sembla en voie de résolution. La manie avait totalement disparu.

Je revis la malade le 1er octobre, et mon impression fut qu'elle allait avoir un phlegmon iliaque suppuré. Elle se plaignait d'élancements incessants, tout à fait circonscrits. La tumeur était sur son milieu un peu plus mollasse et obscurément rénitente. Jamais de vomissements, mais la diarrhée ne cédait pas. Je supposai que l'abcès s'ouvrirait dans l'intestin. Jusqu'au 20 octobre, on attendit vainement l'ouverture de l'abcès. La tumeur restait absolument stationnaire, il n'y avait ni rougeur, ni œdème de la paroi. M. Potain se refusa constamment et avec raison à ponctionner.

Cependant la diarrhée persistait toujours, malgré l'emploi des opiacés à haute dose et l'existence indubitable d'une péritonite circonscrite : c'était déjà quelque chose d'insolite. De plus, les garde-robes étaient grisâtres, sanieuses, d'une fétidité excessive ; après refroidissement, elles laissaient surnager des substances graisseuses analogues à de la raclure épithéliale. Les détritus donnaient exactement l'idée de l'ichor d'une ulcération. En revenant sur l'histoire de la malade, on apprit que depuis longtemps elle avait des garde-robes diarrhéïques et irrégulières, et, quoiqu'il n'y eût point de sang, on admit l'existence d'un cancer intestinal. Actuellement, douleurs intolérables et tranchées très pénibles siégeant dans la fosse iliaque et rendant l'alimentation impossible, car elles s'exaspéraient après l'ingestion de la moindre parcelle alimentaire. De là un amaigrissement très prononcé et une teinte jaunâtre de la peau qui prit complétement l'aspect cancéreux. Mouvement fébrile chaque soir. Pouls de 100 à 110. Morte en novembre, à la suite d'un érysipèle gangréneux symptômatique d'un phlegmon stercoral.

Nous en avons fini avec les causes sérieuses du cancer et, tout en accordant à certains états pathologiques antérieurs, à la ménopause, aux profonds chagrins, à la misère et au défaut d'hygiène, aux coups et aux irritations prolongées, une certaine influence sur la production du néoplasme, nous ne pouvons ne pas faire remarquer combien est peu ferme et sûr le terrain sur lequel nous marchons.

Quant à ceux qui font remonter l'origine du cancer à des abus vénériens, qui voient des relations de cause à effet entre ce mal d'une part et le célibat ou la stérilité d'autre part, ils se sont laissé tromper par une pure coïncidence, ou ont été les victimes de leur imagination trop féconde,

Que faut-il enfin penser de l'opinion de M. Tanchon, qui va jusqu'à incriminer la civilisation et la présente comme cause exclusive, unique du cancer? S'il en était ainsi, il serait désirable de faire revenir l'univers civilisé à l'état sauvage.

Disons de suite que les raisons qu'il invoque ne nous paraissent aucunement probantes.

Dans la note adressée à l'Académie des sciences (6 mai 1844) par cet auteur, on lit, en effet, ce qui suit :

« Ce qui tend à prouver la vérité de ma proposition, dit-il, c'est :

1° Que le cancer est presque inconnu en Amérique et en Afrique ;

2° Qu'en Egypte, on le trouve chez les femmes turques et *pas du tout* chez les fellahs ;

3° Que cette maladie n'est pas rare chez nos animaux domestiques et ceux de nos ménageries, tandis qu'il est sans exemple qu'elle se soit développée sur les animaux à l'état sauvage. » — Nous nous contenterons d'adresser à M. Tanchon et à ceux qui partagent ses idées, la question suivante : Sur quels documents scientifiques se fonde-t-il pour venir affirmer que le cancer est inconnu en Amérique, en Afrique et dans les villages fellahs ? Comment a-t-il pu vérifier que les animaux sauvages ne meurent jamais d'affection cancéreuse? »

Nous serions curieux de connaître ces documents et les moyens employés pour s'assurer exactement de la cause de la mort chez les bêtes à l'état libre ; mais aujourd'hui nous terminerons cette discussion sur l'étiologie du cancer, en avouant que nous ne sommes aucunement convaincu de l'influence de la civilisation sur cette production morbide.

CHAPITRE II

ANATOMIE PATHOLOGIQUE DU CANCER DE L'INTESTIN

§ I. — *Généralités.*

Les différents points du tube digestif intestinal diffèrent beaucoup entre eux au point de vue de la fréquence de la dégénérescence cancéreuse. Très fréquente en certaines régions déterminées de l'organe, cette affection est, au contraire, rare dans d'autres.

A cet égard, le gros intestin semble présenter une prédisposition fâcheuse, tandis que l'intestin grêle paraît jouir d'une immunité relative. Voici, du reste, les résultats de notre statistique, comparés à ceux de la statistique de Lebert :

	Lebert.	L'auteur.
Duodénum...........	3	4
Iléon................	2	4
Valvule iléo-cœcale...	»	2
Cœcum..............	5	3
Colon ascendant......	»	2
id. transverse.....	3	1
id. descendant.....	5	1
S iliaque............	5	6
	23	23

En additionnant les chiffres fournis par les deux statistiques, on voit que sur les 46 cas de cancer de l'intestin qu'elles réunissent, 13 fois seulement l'intestin grêle est affecté malgré son étendue considérable.

Dans les autres Observations, au nombre de trente-trois, c'est le gros intestin qui a été trouvé dégénéré, et dans ce nombre 11 fois on a constaté un carcinome de l'S iliaque.

Après ce que nous venons de dire, une chose nous frappe tout d'abord, c'est la présence presque constante et exclusive du cancer dans les parties fixes et sinueuses du tube intestinal. Témoins l'S iliaque, le cœcum, le duodénum. Ce fait est trop général, ce nous semble, pour qu'il n'y ait là qu'un effet du hasard. Mais il nous paraît difficile d'en donner une explication plausible. Peut-être pourrait-on invoquer, dans une certaine mesure, l'irritation plus vive produite par le passage des matières dans ces parties immobiles et présentant des courbures diverses. En tout cas, ce n'est là qu'une hypothèse qui, pour passer à l'état de réalité, demande encore de nouvelles recherches.

Dans les lignes qui précèdent, nous avons fait, pour ainsi dire, la topographie du cancer de l'intestin, il nous reste maintenant à en chercher le siége anatomique. Or, l'intestin, considéré dans sa structure, présente, comme chacun sait, quatre tuniques, superposées dans l'ordre suivant : Une tunique séreuse, une tunique musculeuse, une tunique celluleuse et une tunique muqueuse. Cela posé, la question à résoudre est celle-ci :

Quelle est la tunique dans laquelle se développent les premiers germes de l'affection carcinomateuse ?

Lebert, dans son *Traité des maladies cancéreuses*, et

Brunet dans sa thèse (du cancer des intestins grèles, Paris, 1841) désignent la membrane cellulo-fibreuse comme le siége favori de cette production maligne. De là, elle envahirait successivement les autres tuniques, pour faire saillie aussi bien dans l'intérieur de l'intestin que dans la cavité péritonéale. Cette opinion nous paraît la plus probable, et c'est elle que nous adoptons de préférence. Mais avouons de suite que nous ne pouvons l'appuyer que sur trois Observations, dans lesquelles le siège immédiat de l'altération a été déterminé avec soin et à une période assez peu avancée de la maladie. L'une, appartient à M. Cruveilher, et a été communiquée par lui à la Société anatomique (1826); la seconde a été recueillie dans le service de Mitivié, par M. Gogué, qui en a fait l'objet d'une communication intéressante à la même Société (1844). La troisième est due à M. Macquet, interne de Nonat, à l'hôpital Cochin. Dans ces trois cas très explicites, la dégénérescence cancéreuse est limitée exclusivement à la tunique celluleuse et située entre la muqueuse d'une part, parfois ramollie et ulcérée, et la tunique musculeuse, d'autre part, dont les fibres ont paru légèrement hypertrophiées, mais non altérées.

Très souvent la lésion occupe toute la circonférence de l'intestin et forme comme un anneau résistant, étreignant le calibre de l'organe; cependant il n'est pas rare de la voir limitée à un seul côté des parois, et, dans ce cas, la tumeur peut faire saillie dans l'intérieur du tube intestinal à la manière d'un polype. Au point de vue du rétrécissement, le résultat est absolument différent dans chacune de ces circonstances. Lorsque tout le pourtour de l'intestin est dégénéré, l'atrésie peut aller jusqu'à l'occlusion complète; au contraire, lorsque l'induration envahit seulement un des points de la circonférence des parois intestinales, on ne trouve pas ordinairement traces de rétrécissement, car les parties restées saines se dilatent, et rétablissent ainsi le calibre qui tend à s'effacer. Ce fait a été noté particulièrement par M. Lavereau, professeur agrégé au Val-de-Grâce, dans une Observation publiée en 1875, dans le *Progrès médical.* Quant à la longueur de la lésion, elle varie peu ; rarement elle dépasse quelques centimètres.

§ 2. — *Différentes formes du cancer de l'intestin.*

Enumération et description. — Le cancer de l'intestin comprend les mêmes variétés que celui des autres régions du corps. Aussi distinguerons-nous ici, comme les auteurs classiques, quatre espèces principales que nous nommons, d'après leur ordre de fréquence :

1° Le cancer squirrheux,
2° — encéphaloïde,
3° — colloïde,
4° — épithélial (épithélioma).

A ces quatre variétés bien connues nous en ajouterons une cinquième qui l'est beaucoup moins, et dont la découverte remonte à une époque peu éloignée. Nous voulons parler de la *lymphadénie intestinale,* dont nous avons pu observer un cas à l'hôpital Cochin dans le service de M. Bucquoy.

Nous n'avons pas l'intention, disons-le de suite, de faire une étude histologique de la matière.

Nous voulons seulement esquisser en peu de mots les caractères propres et différentiels qui distinguent à l'œil nu ces tumeurs les unes des autres, sans nous occuper autrement des données microscopiques. Ce n'est pas que nous les jugions inutiles : bien au contraire ; mais les limites que nous nous sommes imposées au début de ce travail nous obligent à ne faire que l'anatomie macroscopique du cancer.

Le squirrhe. — Le squirrhe est la variété qu'on rencontre le plus fréquemment dans l'intestin, où il est tantôt infiltré, c'est-à-dire occupant les parois épaissies du canal digestif, tantôt à l'état de tumeur plus ou moins volumineuse faisant saillie du côté du péritoine ou de la muqueuse. Il affecte le plus souvent la forme annulaire et se présente avec les caractères suivants :

C'est une tumeur circulaire ou allongée en sens variable, suivant qu'elle occupe la totalité ou une partie seulement de la circonférence de l'intestin. Elle est irrégulière, mamelonnée, donnant au toucher la sensation d'une substance très ferme, très consistante, et presque cartilagineuse. La coloration la plus ordinaire est d'un blanc grisâtre. Lorsqu'on sectionne ce tissu, il crie sous le scalpel. A l'œil nu, sa coupe présente une teinte générale d'un blanc mat, avec quelques irradiations légèrement bleuâtres. En l'examinant plus attentivement, on voit qu'il se compose d'une trame fibreuse très dense, présentant des mailles déliées, qui renferment elles-mêmes une petite quantité d'un suc louche et comme lactescent. Ou démontre facilement l'existence de ce suc caractéristique en raclant avec le tranchant d'un couteau la surface de section de la masse cancéreuse, ou en la pressant graduellement entre deux doigts. A côté de ces amas de substance indurée, il n'est pas rare de rencontrer des points tout à fait ramollis et presque fluctuants. A ce sujet, deux théories sont en présence : l'une qui range ces noyaux de ramollissement dans l'encéphaloïde, l'autre qui rejette au contraire cette dernière opinion et qui soutient que cette dégénérescence est une des phases assez fréquentes du squirrhe à une période avancée.

Cette question nous paraît sans importance, et nous ne nous arrêterons pas à la trancher.

Encéphaloïde ou cérébriforme. — Cette forme du cancer, déjà moins fréquente que la précédente, se rencontre encore assez souvent dans l'intestin. Son peu de consistance l'a fait comparer à celle du cerveau des jeunes enfants : c'est là l'origine de son nom. Les tumeurs qu'il forme sont ordinairement volumineuses et acquièrent quelquefois la grosseur d'une tête de fœtus à terme. A cause de leur mollesse, elles donnent facilement une sensation de fausse fluctuation. Ajoutons que dans quelques cas cette sensation peut être véritable, car il n'est pas excessivement rare de trouver le centre de ces masses inégales complétement ramolli et transformé en une bouillie de coloration variable, qui s'écoule comme la matière cérébrale putréfiée. C'est alors la forme que Laënnec désignait sous le nom d'*encephaloïde ramolli.*

A la coupe, le tissu du cancer cérébriforme ne crie pas sous le scalpel; sa surface de section présente rarement la teinte blanc-grisâtre uniforme, spéciale à ces sortes de productions, il est plus fréquent d'y apercevoir des marbrures diversement colorées, tantôt noirâtres, tantôt jaunâtres. C'est le résultat d'apoplexies capillaires qui se produisent souvent dans l'encéphaloïde par suite de sa grande vascularité. Mais le caractère anatomique de cette variété, c'est de posséder en abondance, au milieu d'une trame fibreuse peu développée, un suc blanc, épais, laiteux, qui peut être obtenu par une faible compression. Sous le nom de cancer alvéolaire, on a aussi désigné une espèce déterminée d'encéphaloïde dans laquelle la trame, moins serrée qu'à l'ordinaire, circonscrit des mailles plus larges. On trouve, dans le Bulletin de la Société anatomique (1867-716), une Observation de M, Terrillon, sur un cas de cancer alvéolaire du gros intestin.

Cancer colloïde ou gélatiniforme. — Cette variété, plus molle que l'encéphaloïde, se distingue encore de lui par d'autres caractères. Parmi ceux-ci, la transparence est peut-être le meilleur. Le cancer colloïde se présente ordinairement sous la forme de masses arrondies plus ou moins volumineuses, constituées par une matière tremblotante et demi-transparente analogue à de la gélatine. Sa coloration est d'un jaune peu foncé. Mais ajoutons qu'on le rencontre rarement à cet état de pureté. Il est, en effet, souvent mélangé aux variétés squirrheuse et encéphaloïde. Sa coupe, souvent homogène, n'offre rien de particulier, si ce n'est les caractères extérieurs sur lesquels nous avons déjà insisté. Par le raclage avec le scalpel ou une pression ménagée, il est facile de voir qu'il se compose, comme les deux formes précédentes :

1° D'une trame ;

2° D'une substance propre contenue dans la trame :

1° La trame est formée d'un tissu fibreux, lâche et ténu, circonscrivant des mailles d'une finesse extrême;

2° La substance propre comprend la matière gélatiniforme, jaunâtre ou rougeâtre, qui donne à ce cancer sa demi-transparence et qui renferme, en outre, un suc caractéristique en assez grande abondance.

Cancer épithélial. — N'ayant pas eu l'occasion de voir l'intestin affecté de cancer épithélial, nous emprunterons à M. Cruveilhier la description succincte qu'il en donne dans son *Traité d'anatomie pathologique* : « Cette forme, dit-il, est caractérisée : 1° par la fragilité de son tissu, qui s'écrase aisément par la pression entre deux doigts ; 2° par l'absence apparente du suc cancéreux ; mais il est évident que le cancer fragile (c'est ainsi que j'ai coutume de le désigner), est le résultat d'une sorte de combinaison du suc cancéreux avec la trame du tissu dégénéré. Ce suc cancéreux, étudié au microscope, est remarquable par la quantité d'épithélium qu'il contient. Sous ce point de vue, cette variété mérite donc le nom de *cancer épithélial*, qui lui a été donné. L'aspect en est lobuleux, analogue au riz de veau cuit. » La description plus minutieuse des anatomistes modermes ont confirmé, en les complétant, les idées émises par l'illustre fondateur de l'anatomie pathologique.

Lymphadénie intestinale. — L'anatomie pathologique du lymphadénôme intestinal est très nettement résumée dans l'Observation qu'on trouvera plus loin. Les parois de l'intestin sont le siége d'une infiltration d'apparence grisâtre, qui se présente tantôt sous forme de nodules isolés et circonscrits, tantôt sous forme de plaques, dont l'étendue, très variable, peut dépasser plusieurs centimètres. Ces plaques sont disséminées dans toute la longueur de l'intestin.

Dans un premier degré, les parois intestinales paraissent simplement épaissies ; les valvules conniventes constituent des bourrelets épais et rigides. Plus tard, l'infiltration faisant des progrès, la paroi muqueuse devient méconnaissable, et offre l'aspect de gros bourgeons plats, grisâtres, quelquefois colorés en noir, par une infiltration pigmentaire très prononcée.

Ces bourgeons, très denses et résistants à la coupe, ont une texture qui rappelle beaucoup celle du squirrhe. Le raclage n'en fait sortir qu'une très petite quantité de suc.

Des ulcérations ne tardent pas à se former, d'abord superficielles, lenticulaires, puis plus étendues. Leur surface est alors inégale, tomenteuse et quelquefois tachetée d'ecchymoses.

Leurs bords sont relevés et comme fongueux. Il n'est pas rare de voir plusieurs ulcérations se réunir et former alors une plaque ulcérée très étendue, qui peut occuper, dans une certaine longueur toute la périphérie de l'intestin. C'est ce qui existait dans l'Observation que nous rapportons.

Complications cancéreuses. — Après cette revue générale et abrégée des modifications que peut présenter le tissu cancéreux, nous énumérerons les principales complications qui tirent leur origine de la présence du néoplasme dans les parois intestinales. Qu'il existe à l'état de tumeur ou qu'il soit infiltré, la muqueuse, à son niveau, est presque toujours altérée; tantôt c'est un simple état tomenteux, tantôt c'est une ulcération plus ou moins profonde, à fond grisâtre, et couvert de bourgeons de mauvaise nature.

Les bords en sont ordinairement épaissis, irréguliers. La tunique séreuse de l'intestin est bien plus réfractaire; il est extrêmement rare d'y trouver des ulcérations. Ce qu'on y rencontre le plus fréquemment, c'est une inflammation chronique, qui fait adhérer l'anse intestinale malade aux organes voisins.

La tunique musculeuse, quand elle n'est pas envahie ou détruite, est quelquefois hypertrophiée.

Généralisation. — La généralisation du cancer peut se faire par trois processus différents :

1° Par propagation directe,
2° Par les lymphatiques,
3° Par le système veineux.

1° Le mode de propagation par voisinage n'a pas besoin d'être expliqué, étant connu le caractère envahissant du cancer. Il est très évident dans l'Observation de M. Barth que nous publions plus loin et dans une autre recueillie par M. Mailliot et reproduite dans les Bulletins de la Société anatomique (1840-241). Dans ces deux cas presque identiques, on voit le colon transverse, confondu dans une même masse cancéreuse, avec une anse d'intestin grêle très élevée. Ces deux portions très éloignées du tube digestif communiquent entre elles, à ce niveau, par une ouverture arrondie qui intéresse leurs parois.

2° La généralisation par les lymphatiques est non moins fréquente et plus digne d'intérêt. Dans les cas de cancer de l'intestin grêle, les ganglions mésentériques se prennent d'abord, de proche en proche, et forment parfois des tumeurs qui peuvent égaler le volume de deux poings. Dans ce cas, ils sont accolés les uns aux autres et formés par un tissu squirrheux, lardacé, criant sous le scalpel, ou bien constitués par une coque fibreuse, renfermant une matière blanchâtre, ramollie qu'on peut confondre avec la matière contenue dans les ganglions caséeux.

Lorsqu'une partie du gros intestin est frappée de dégénérescence, ce sont alors les ganglions situés dans les méso-colons qui sont hypertrophiés.

Ces faits se rencontrent assez fréquemment, et il est probable qu'ils existaient dans une grande partie des Observations que nous avons pu réunir. Cependant il n'en est fait mention que dans trois ou quatre cas.

Ce qui est infiniment plus rare, c'est de rencontrer des bourgeons cancéreux en différents endroits du canal thoracique, et jusque vers l'embouchure de celui-ci avec la sous-clavière gauche. Ici, nous faisons allusion à la belle Observation de Legendre, rapportée tout au long dans les Bulletins de la Société anatomique (1838-7) ; et quoique le fait ait été révoqué en doute par Lebert, nous n'hésitons pas à l'admettre comme vrai : 1° parce que l'autopsie fut faite avec le plus grand soin; 2° parce que, dans son *Traité d'anatomie pathologique*, Andral avait déjà signalé une fois la présence de matière encéphaloïde dans le canal thoracique

3° Les veines peuvent aussi servir à transporter le cancer loin du siége primitif. Celles qui, constamment, le transmettent à distance, sont, dans le cas présent, les deux veines mésaraïques, et alors le foie est l'organe où se développent les noyaux secondaires. La pénétration, dans le torrent de la circulation, des éléments du cancer peut se faire de deux manières différentes : par le passage direct du suc cancéreux dans l'intérieur des capillaires ou des veinules, à travers leurs parois ne présentant aucune altération; ou bien par un bourgeon de mauvaise nature qui, après avoir perforé les tuniques vasculaires, vient proéminer dans le calibre du vaisseau et est entraîné ensuite par le courant sanguin dans l'organe dont cette veine est tributaire.

Quoi qu'il en soit, ces deux mécanismes sont assez difficiles à vérifier, car à l'œil nu, il est presque impossible de trouver l'embolus, ou de voir quel est le siége primitif où le noyau secondaire a pris naissance.

Les organes les plus fréquemment atteints de lésions secondaires sont le foie, le péritoine, le grand épiploon, le mésentère avec ses dépendances. On a trouvé aussi quelquefois la rate et les reins dégénérés, ainsi que les canaux excréteurs de ces derniers, mais beaucoup plus rarement déjà. Ajoutons, pour être complet, que la vessie chez l'homme, cet organe et l'utérus chez la femme, ont été atteints de cancer, en même temps qu'une anse intestinale.

Du rétrécissement et de ses conséquences. — Le rétrécissement du calibre de l'intestin au niveau de la lésion cancéreuse s'observe dans la majorité des cas. Parfois assez peu prononcé, il peut être tellement serré qu'une plume d'oie ne le puisse traverser. Rarement on trouve une obstruction complète. Mais la conséquence naturelle, forcée du rétrécissement, c'est une dilatation plus ou moins grande de la portion du tube digestif, située au-dessus de l'obstacle, et, par contre, un affaissement marqué de la partie sous-jacente. Lorsque les premières circonvolutions intestinales sont le siége du rétrécissement, l'estomac se distend alors au point d'occuper la totalité de la cavité abdominale. Ce fait est signalé dans deux de nos Observations.

La perforation est, pour ainsi dire, le corollaire de cette distension poussée à ses dernières limites. Elle est ordinairement petite, arrondie, à bords légèrement irréguliers, grisâtres, et siége le plus communément au niveau de la masse cancéreuse ou dans son voisinage. Elle livre alors passage aux matières intestinales, qui se répandent, soit dans la cavité péritonéale, quand il n'y a pas d'adhérences préalables, soit dans le tissu cellulaire environnant. Il en résulte, dans ce dernier cas, un abcès stercoral qui peut s'ouvrir spontanément à l'extérieur et créer ainsi un anus artificiel. Dans la première hypothèse, il se déclare immédiatement une péritonite généralisée promptement mortelle.

Mais si, au moment de la perforation, il existe déjà des adhérences, suites d'une irritation locale, l'organe adhérent ferme exactement l'ouverture et, dans ce point circonscrit, remplace la paroi intestinale absente. Si, par suite d'une dégénérescence plus ou moins avancée, cette paroi de *rencontre* est elle-même affaiblie, elle se perfore à son tour et met en communication deux organes souvent très éloignés l'un de l'autre, quelquefois même n'ayant entre eux nul autre rapport que celui de voisinage. C'est ainsi que nous voyons, dans nos Observations, différentes parties du tube intestinal communiquer entre elles. Dans les Bulletins de la Société anatomique IX-80, il est fait mention d'une Observation de cancer, faisant communiquer l'intestin grêle avec la cavité utérine; il est de toute évidence que le même fait peut exister pour la vessie, quoique nous n'en connaissions point d'exemple.

La péritonite qui survient à la suite d'une perforation peut être généralisée ou partielle. Dans le premier cas, on trouve à l'autopsie les anses intestinales plongées dans une quantité variable d'un liquide brunâtre, répandant une odeur infecte et contenant en suspension des parcelles stercorales.

La paroi séreuse est recouverte d'une mince couche de matière excrémentitielle concrète, qu'on peut enlever facilement. Au-dessous de ce dépôt, d'une épaisseur d'un ou deux millimètres, on voit une injection plus ou moins prononcée du péritoine viscéral et pariétal. Les adhérences, quand elles existent, sont très peu solides, à moins qu'elles ne soient antérieures à la perforation. Le plus souvent, il n'y en a pas traces, à cause de la marche rapide que cette complication vient imprimer à l'affection primitive.

Lorsqu'au contraire la péritonite s'est circonscrite d'elle-même, on trouve à l'ouverture de l'abdomen des poches plus ou moins vastes, dont les parois sont formées par différents organes, réunis entre eux par de fausses membranes molles et d'un brun foncé. L'intérieur de ces cavités est rempli d'une matière noire et fétide, et ne communique qu'avec l'intestin.

Quant aux abcès consécutifs au cancer du tube digestif intestinal, ils peuvent être de deux sortes : ceux qui se développent en dehors de toute perforation et par irritation de voisinage, et ceux, au contraire, qui sont causés par l'irruption des liquides intestinaux dans le tissu cellulaire environnant. Ceux-ci, véritables abcès stercoraux, sont plus fréquents que les premiers. Dans nos 25 Observations, nous relevons quatre cas de ces abcès gangréneux, tandis que l'autre variété n'est signalée qu'une seule fois. Du reste, sauf le contenu de ces abcès, qui diffère suivant leur origine, les lésions qu'ils engendrent sont à peu près identiques. Quelquefois le tissu conjonctif est seul détruit, mais il n'est pas extrêmement rare de trouver l'aponévrose iliaque perforée en différents endroits, le muscle sous-jacent réduit en putrilage et représenté seulement par quelques lambeaux noirâtres.

Dans ce cas, les nerfs seuls ne paraissent pas altérés; mais il peut arriver que la désorganisation des parties molles ne s'arrête pas à la fosse iliaque interne. On trouve, en effet, dans les Bulletins de la Société anatomique (1846-146), une Observation de M. Macquet, dans laquelle on remarque, entre autres choses, l'existence d'un abcès en bissac, dont les deux foyers occupaient, l'un la fosse iliaque interne, l'autre la fosse iliaque externe, et communiquant entre eux par un orifice assez étroit au-dessus de la crête iliaque.

Nous arrêterons là cette étude déjà longue de l'anatomie pathologique, pour aborder celle des symptômes.

CHAPITRE III

SYMPTOMATOLOGIE

La difficulté extrême que l'on éprouve à tracer un tableau symptomatologique clair et précis du cancer de l'intestin, est sans doute un des motifs qui ont éloigné les auteurs de l'étude de cette maladie, et qui ont fait du carcinome intestinal un des chapitres sacrifiés de la pathologie du ventre.

Rien n'est plus variable, en effet, que le mode de début, que la marche, que la physionomie du cancer de l'intestin. Tantôt on le voit s'annoncer par des troubles fonctionnels vagues, dont la marche très lente et l'allure douteuse laissent longtemps le diagnostic dans une complète incertitude. Dans d'autres cas, ces premières phases sont absolument latentes, et c'est brusquement qu'il révèle son existence par l'un des accidents qui sont ordinairement le signal des périodes ultimes.

Rarement son évolution est nette; rarement sa marche est régulière et présente à l'observateur une période symptomatique bien définie.

Nous devons cependant, pour arriver à une description utile, supposer, jusqu'à un certain point, au cancer intestinal cette régularité d'allure qu'il affecte si rarement.

Pour en tracer le tableau général, nous ferons abstraction des faits particuliers, et nous nous attacherons surtout à l'étude analytique des symptômes. Dans cette description un peu théorique, nous diviserons l'étude symptômatique du cancer de l'intestin en trois périodes : celle du début, la période d'état, la phase de terminaison.

Nous réserverons pour ce dernier paragraphe les complications, telles que l'étranglement, la perforation, etc., qui ne sont, à proprement parler que des modes de terminaison de la maladie.

§ 1er. — *Début.*

Dans les cas où il est possible de distinguer le début du cancer de l'intestin, c'est par des troubles digestifs, ordinairement mal caractérisés, qu'on le voit se révéler tout d'abord. Un individu, auparavant bien portant, est pris d'inappétence, de dégoût pour les aliments. En même temps, il commence à éprouver une sensation habituelle de pesanteur abdominale, des douleurs vagues dans certains points du ventre, quelquefois des élancements douloureux.

Lorsque, surmontant son défaut d'appétit, il a pris quelque nourriture, le ventre semble se tendre, se ballonner. Il y a une sensation de plénitude, souvent même de suffocation, qui oblige le malade à desserrer ses vêtements.

La digestion se fait lentement et, six ou huit heures après un repas peu copieux, le malade est encore incommodé par le poids des aliments. Suivant l'expression vulgaire, son dîner lui reste sur l'estomac. Quand, enfin, la digestion est achevée, la tension du ventre diminue et s'apaise, mais l'état de malaise persiste, pour redoubler de nouveau après le repas suivant.

Les garde-robes, qui étaient auparavant régulières,

sont ordinairement troublées. Il y a des alternatives de constipation et de diarrhée, et ce simple signe est souvent le meilleur indice du début du cancer intestinal. Pendant deux ou trois jours et même davantage, le malade ne va pas à la selle, et les malaises, la tension abdominale en sont augmentés d'autant. Puis, sans cause appréciable, il se produit une selle très abondante, diarrhéique, véritable *débâcle*, qui amène l'expulsion de sérosités glaireuses, mélangées aux matières solides accumulées dans l'intestin. Ces débâcles sont souvent accompagnées de violentes coliques. Un changement notable dans le moral du malade, une altération de caractère, quelquefois une véritable mélancolie peut être l'effet de ces premiers désordres. Ces modifications ne nous semblent présenter rien de spécial. On sait combien elles sont fréquentes dans les affections chroniques des voies digestives. Cependant il faut mentionner l'Observation très curieuse recueillie à la Salpêtrière par M. le docteur Mitivié, dans laquelle est rapporté un cas de véritable lypémanie avec illusion viscérale, chez une femme qui, atteinte d'un cancer du gros intestin, se figura pendant plus de deux ans qu'elle était en état de grossesse. Voici, du reste, cette Observation, telle qu'on la trouve dans les Bulletins de la Société anatomique (1844-207) et dont nous avons retranché presque complétement les détails anatomiques :

OBS. II. — **Observation de lypémanie avec illusion viscérale ; cancer du colon transverse ; perforation de l'iléon, du cœcum, du colon, abcès stercoraux ; péritonite ; mort.** — Par Gogué.

La nommée Sacré (Marguerite), âgée de 38 ans, est ramassée dans la rue et conduite à l'hospice de la Salpêtrière.

Elle entre dans le service de M. le docteur Mitivié, le 19 septembre 1842.

État actuel : L'état général est assez satisfaisant ; la malade dit être enceinte depuis deux ans ; sa figure est un peu empreinte de tristesse et d'inquiétude. Elle se plaint de douleurs abdominales qu'elle attribue à sa grossesse ; elle ignore ce qui peut mettre obstacle à l'accouchement.

Les facultés mentales et sensorielles ne présentent rien de plus. La malade ne veut rendre aucun compte sur le passé et se refuse à l'examen. La poitrine et le ventre n'offrent rien de particulier.

Ne trouvant aucune lésion abdominale qui pût motiver les douleurs dont la malade se plaignait, M. Mitivié diagnostiqua une *lypémanie avec hallucination interne.*

Depuis cette époque, treize mois environ se sont passés, et n'ont rien apporté de plus au diagnostic.

Cependant nous devons dire que l'on a observé de temps à autre de l'anorexie, parfois de la dyspepsie, mais rarement des vomissements ; quelquefois une légère constipation ; — que la malade mangeait toujours un peu ; — qu'elle accusait toujours de vives douleurs dans l'abdomen, douleurs qui augmentaient progressivement en intensité, et qu'elle exprimait en disant que son enfant grossissait et lui dévorait les entrailles pour se nourrir. Afin de calmer ses coliques, elle employait des cataplasmes.

On pensait que ses douleurs étaient imaginaires, et que la dyspepsie et les vomissements, ne se manisfestant que rarement et à des intervalles irréguliers, pouvaient dépendre d'une entéralgie ou d'une entérite. On était loin de soupçonner une lésion organique du tube digestif.

Cette femme paraissait gravement malade, on la fit transporter à l'infirmerie le 1er mars 1844.

Indépendamment des phénomènes d'aliénation mentale déjà énoncés, elle présentait les symptômes suivants :

L'état général est bon ; il n'existe aucun symptôme qui puisse faire soupçonner une cachexie cancéreuse ; la face exprime la douleur et l'anxiété. L'abdomen est excessivement douloureux ; l'examen auquel la malade ne se prête que très difficilement, fait reconnaître que la douleur augmente beaucoup au moindre contact, qu'elle paraît occuper tout l'abdomen et se prolonger surtout vers la région inguinale droite. Le ventre est un peu tendu, mais il n'existe réellement pas météorisme. La vue, le toucher, la percussion ne font découvrir aucune espèce de tumeur. Il y a des nausées et quelques vomissements de matières muqueuses et bilieuses d'un vert porracé. La soif est très vive, l'appétit nul ; il n'y a point de constipation ; il y a plutôt quelques selles liquides et analogues aux matières rendues par les vomissements.

Du côté de l'appareil respiratoire, il n'existe rien de particulier, si ce n'est un peu de gêne de la respiration.

Le pouls est petit, fréquent, cependant la chaleur générale est peu augmentée. La malade, étendue sur le dos ou sur le côté, et les jambes fléchies sur les cuisses comme pour garantir l'abdomen du poids des couvertures, est en proie à des douleurs continuelles, et ne peut goûter un instant les douceurs d'un sommeil paisible.

Diagnostic : Péritonite. On se borne à prescrire 20 sangsues sur le point douloureux, c'est-à-dire sur la région inguinale droite ; car la malade refuse toute espèce de médicaments et même de tisane ; pour satisfaire sa soif, elle ne veut que de l'eau simple, mais en grande quantité ; à partir de ce jour seulement, elle cesse complétement l'usage de tout aliment solide et ne prend que quelques bouillons.

Le lendemain, 2 mars, la malade est un peu soulagée ; l'application de sangsues a diminué la douleur qui existait à l'aine droite.

Les jours suivants, les symptômes ne font qu'augmenter en intensité.

Enfin, le 11 mars, les traits se grippent, les nausées, les vomissements, les selles se succèdent sans cesse. Les matières rendues sont toutes analogues. Elles sont liquides et verdâtres ; cependant jamais les vomissements n'ont répandu l'odeur infecte des matières stercorales.

Les douleurs sont plus vives que jamais ; elles occupent tout l'abdomen. La malade, soulagée par la première application de sangsues, en redemande ; on prescrit 20 sangsues sur le point douloureux. Cette fois, elle les fait placer sur le côté gauche.

Les douleurs, les vomissements, la diarrhée n'en continuent pas moins et redoublent d'intensité et de fréquence ; il en résulte une insomnie complète et un abattement très prononcé.

Enfin, la malade succombe le 14 mars 1844.

A l'autopsie pratiquée 30 heures après la mort, on trouve un cancer de l'angle hépatique du colon, avec abcès stercoral, communiquant par plusieurs trajets fistuleux avec les parties de l'intestin perforé.

La santé générale subit promptement les effets des désordres intestinaux que nous venons de décrire. Rapidement, en l'espace de quelques mois, ou même de quelques semaines, le malade voit ses forces diminuer, son embonpoint disparaître, et une sorte de langueur s'empare de sa personne. Dans des cas assez fréquents, c'est par les symptômes généraux seulement que se manifestent les débuts du cancer intestinal, et rien n'appelle l'attention du côté du ventre, jusqu'au moment où un accident plus ou moins brusque, coliques violentes, hémorrhagies par l'anus, vient révéler une altération déjà avancée. Mais ces phénomènes appartiennent à la période d'état.

§ 2. — *Période d'état.*

Arrivé à un certain degré de développement, le cancer intestinal manifeste sa présence par une série de phénomènes qui varient beaucoup, à vrai dire, suivant sa forme et son siége, mais qu'il est cependant possible de réunir dans une description commune.

A. *Phénomènes fonctionnels.* — Les troubles fonctionnels atteignent surtout l'appareil digestif.

Tout d'abord, l'appétit du malade est très altéré, tantôt complétement perdu, d'autre fois inégal et capricieux : certains individus ne pouvant supporter les aliments solides; d'autres, au contraire, obligés de se nourrir exclusivement de viande crue. Les capacités digestives semblent diminuer et même, dans les cas où l'appétit n'est pas complétement perdu, les malades sont obligés de fractionner leur repas, et ne peuvent prendre à la fois qu'une très petite quantité de nourriture. L'ingestion des aliments ne provoque pas habituellement de douleurs, elle n'est même pas très souvent suivie d'un malaise bien prononcé.

Contrairement à ce qui se passe dans les affections organiques de l'estomac, les premières phases de la digestion sont assez faciles; mais bientôt, quand l'intestin malade entre en activité, des troubles fonctionnels variés se produisent, et pour chaque malade se caractérisent d'une manière différente.

Tantôt c'est une simple sensation de plénitude, de pesanteur abdominale, sur laquelle nous avons déjà insisté. Il semble au malade qu'il a un poids sur l'épigastre, et il éprouve le besoin de marcher, de faire de l'exercice pour s'en débarrasser. Dautres fois, c'est un ballonnement véritable, une dilatation de l'abdomen, peu en rapport avec la quantité souvent très petite des aliments ingérés, et due évidemment à une distension des anses intestinales par des gaz.

Ceux-ci sont rarement rendus par la bouche, et c'est une remarque importante à faire, que le cancer de l'intestin, à moins de complication du côté du péritoine, ne donne jamais lieu à des vomissements, ni à des phénomènes de régurgitation stomacale.

Nous aurons à revenir sur ce point, à propos du diagnostic.

Avec les troubles digestifs qui viennent d'être décrits, il y a souvent des douleurs de ventre, de véritable coliques, et ces douleurs, d'abord intermittentes, survenant seulement à une certaine période de la digestion, finissent par être continues, par persister dans l'intervalle même des périodes d'activité de l'intestin. Il est rare cependant qu'elles soient très vives et qu'elles atteignent l'intensité des douleurs du cancer de l'estomac.

Presque toujours, lorsqu'il en est ainsi, c'est qu'on a affaire à une inflammation du côté de la séreuse, à une péritonite localisée.

Nous avons déjà signalé les alternatives de constipation et de diarrhée qui accompagnent les premières phases du cancer intestinal.

Souvent ces alternatives persistent durant la période d'état tout entière. Dans d'autres cas, une constipation habituelle s'établit, qui nécessite l'usage fréquent des lavements et qui peut aboutir, comme nous le verrons, à tous les symptômes de l'occlusion intestinale. Plus souvent encore, c'est la diarrhée qui devient habituelle, et qui affaiblit rapidement le malade. Cette diarrhée peut présenter différents caractères sur lesquels il est nécessaire d'insister.

Dans la plupart des cas, elle est muqueuse ou séromuqueuse, rarement très fétide, colorée en jaune par la bile, et différant peu, en somme, de la diarrhée ordinaire des états cachectiques. Tels sont les caractères qu'elle a présentés dans notre Observation n° VI.

Chez ce malade, la diarrhée, avec le ballonnement du ventre, avait été, pour ainsi dire, l'unique symptôme de la maladie, et nous l'avons vue persister depuis le début de la maladie jusqu'à la dernière heure. L'intensité et surtout l'étendue des lésions intestinales qui occupaient dans ce cas toute la longueur de l'intestin grêle, expliquent la prédominance de la diarrhée.

Dans d'autres cas, et ce sont les plus communs, les évacuations moins fréquentes, moins abondantes, sont remarquables par une coloration particulière brunâtre, souvent noire, et comparable, par sa couleur, sinon par sa consistance, à du goudron ; cette diarrhée spéciale, qui est connue sous le nom de mélœna, est due à la présence, dans les garde-robes, d'une certaine quantité de sang.

Son existence bien constatée a une grande importance diagnostique, car elle révèle, à n'en pas douter, une ulcération du tube digestif, ulcération qui, si elle ne siége pas dans l'estomac, ne peut guère être due qu'à un carcinome intestinal.

Il est une troisième espèce de diarrhée, beaucoup plus rare que les précédentes, que l'on peut cependant observer dans les périodes avancées du cancer de l'intestin.

Elle est caractérisée par la présence dans les évacuations alvines, de matières alimentaires à peine modifiées; c'est ce qu'on a appelé la *lientérie.* Ordinairement due à un défaut de fonctionnement des parois intestinales, elle peut quelquefois révéler l'existence d'une communication anormale entre deux points éloignés du tube intestinal, par exemple entre le jéjunum et le colon transverse, ainsi que cela existait dans l'Observation n° III.

B. *Symptômes physiques.* — Il n'est pas très fréquent de pouvoir apprécier directement l'existence de la *tumeur* cancéreuse de l'intestin. La palpation du ventre est rendue très difficile par un état de tension, de rénitence habituelle. Les parois, assez sensibles à la pression, ne se laissent pas déprimer facilement, et l'appréciation de l'état des parties sous-jacentes devient par cela même plus obscur.

Dans des cas relativement rares, la tumeur, ayant son siége au niveau de l'S iliaque ou sur une anse de l'intestin grêle, se révèle à la palpation sous la forme d'une plaque plus ou moins étendue, de consistance dure ou plutôt pâteuse, quelquefois bien délimitée et rappelant la sensation donnée par la rate; plus souvent diffuse et entourée par une zone rénitente mal délimitée. Il est à peu près impossible de se faire une idée exacte de la forme et des dimensions réelles de cette tumeur, et presque toujours l'autopsie vient infliger sur ce point une déception à l'observateur.

Plus souvent on ne distingue pas de tumeur proprement dite, mais on constate, dans un point du ventre, ordinairement dans un des flancs, un empâtement plus considérable qu'ailleurs, qui permet de soupçonner la présence d'un carcinome. Enfin, ajoutons que, dans bien des cas, le cancer intestinal, qu'il ait été ou non soupçonné, n'a pu être constaté directement pendant la vie. L'exploration du ventre n'a révélé aucune tumeur, et seule l'autopsie est venue montrer la lésion organique méconnue.

C. *Etat général.* — La situation des malades atteints de cancer de l'intestin devient promptement très fâcheuse. Cette affection est l'une de celles qui abattent rapidement la constitution; et plus vite peut-être que le cancer de l'estomac, elle réduit les malades à la cachexie. Les forces sont toujours très diminuées, et les malades accusent un état de langueur, de lassitude, qui rend le moindre effort très pénible. Il est fréquent d'observer un certain degré de dyspepsie qui s'explique tantôt par le ballonnement du ventre; qui, d'autres fois, paraît dû à l'affaiblissement du malade et à l'anémie profonde dans laquelle il est jeté. C'est à l'anémie également qu'il faut attribuer sans doute les troubles circulatoires, très communs chez les mêmes malades, les palpitations quelquefois très vives dont ils souffrent, les bruits de souffles cardiaques et vasculaires très intenses que l'on observe chez eux, enfin les vertiges, les bourdonnements d'oreilles, l'état névropathique habituel relaté dans plusieurs Observations.

L'habitus extérieur du malade atteint de cancer de l'intestin n'a rien de bien particulier. On trouve chez eux, comme dans les autres cancers viscéraux, une pâleur très marquée de la peau, quelquefois même une teinte jaune-paille surtout appréciable à la face. Chez les malades qui ont habituellement du melœna, la décoloration de la peau et des muqueuses peut être absolue, et le facies rappelle alors celui de la chlorose.

Enfin, il y a souvent de la bouffissure de la face et des extrémités, quelquefois un œdème étendu à toute la moitié inférieure du tronc, ou localisé dans un membre. Ces phénomènes annoncent d'ordinaire la période de terminaison.

§ 3. — *Période de terminaison.*

A. *Terminaison par cachexie.* — C'est par la terminaison, plus encore que par le début et par la marche, que diffèrent les observations de cancer intestinal. Ces différences sont dues au grand nombre de complications qui peuvent survenir, et qui, en raison de leur issue presque toujours mortelle, constituent autant de modes de terminaison de la maladie.

Dans les cas simples, le cancer de l'intestin se termine de la même manière que les autres cancers viscéraux, c'est-à-dire par cachexie. On voit alors s'accentuer peu à peu, dans tous ses traits, le tableau symptomatique que nous avons esquissé tout à l'heure. Le malade, réduit au dernier degré de l'amaigrissement, d'une faiblesse excessive, qui lui permet à peine de se remuer dans son lit, présente sur sa figure le cachet de la terrible maladie dont il est atteint. L'inappétence est absolue; c'est à peine si on peut le décider à prendre quelques gorgées de lait, dont l'ingestion est aussitôt suivie d'un malaise inexprimable. Le ventre tendu, ballonné, douloureux, gêne la respiration. La diarrhée continue incessante, colliquative. Souvent une thrombose veineuse a envahi l'un des membres supérieurs ou inférieurs, et est venue créer ainsi une complication nouvelle. D'autres fois, la circulation, gênée dans la veine cave abdominale par la propagation de la tumeur aux ganglions mésentériques, se fait mal dans les jambes. Un œdème du segment inférieur du corps rappelle la physionomie des cirrhotiques; souvent la peau est flasque, sèche, couverte de rides et dépourvue de toute élasticité; parfois, au contraire, œdématiée et infiltrée, elle conserve l'empreinte du doigt qui la presse. Dans ces conditions, le malade peut s'éteindre sans incident particulier, succombant à l'excès du marasme ou à l'une de ces congestions pulmonaires bâtardes qui signalent si souvent la fin des maladies cachectiques.

Mais il n'en est pas toujours ainsi, et on voit assez souvent une complication inattendue venir dominer le tableau symptomatique et décider la terminaison dans un sens spécial.

B. *Terminaison par hémorrhagie.* — Quelquefois un malade, dont l'état était resté jusqu'alors assez satisfaisant, présente tout à coup les symptômes d'un affaiblissement subit. La pâleur devient extrême, les forces sont anéanties, les extrémités sont froides Il n'y a pas de douleurs vives, mais un simple malaise général, quelquefois accompagné d'une sensation de chaleur dans l'abdomen. Au bout de peu de temps, des selles diarrhéiques se produisent, qui contiennent en grande quantité un liquide noir, épais, assez souvent rouge, et conservant tous les caractères du sang. Cette diarrhée vient donner l'explication des phénomènes dont on a déjà pu pressentir la cause, et montrer qu'une hémorrhagie s'est produite au niveau de l'ulcération cancéreuse. Parfois, cette hémorrhagie s'arrête, mais bientôt elle se reproduit plus violente que la première fois, et emporte le malade. Il est même des cas exceptionnels où l'hémorrhagie prend un caractère encore plus foudroyant, et où le malade, pris d'une sorte de syncope, succombe, en rendant à flots du sang rouge, à la fois par la bouche et par l'anus.

Dans ces cas, on peut soupçonner une communication anormale de l'estomac ou de l'intestin avec le colon, au niveau du point ulcéré. C'est, en effet, ce qui existait dans l'Observation qu'on va lire.

Obs. III. — Recueillie par M. H. Barth, interne des hôpitaux.

La nommée Terrier (Augustine), âgée de cinquante-six ans, entre le 15 octobre 1877 à l'hôpital Saint-Antoine, salle Sainte-Cécile, service de M. Fernet.

Antécédents. — Depuis le mois d'octobre 1876, cette femme jusque-là bien portante, a été sujette à des vomissements alimentaires ou bilieux, survenant fréquemment sans cause apparente. Sur le conseil d'un médecin, elle s'était mise au régime du lait, et s'en était bien trouvée; vers le mois d'août 1877, elle se considérait comme guérie et se remit au régime ordinaire.

Vers le commencement de septembre, elle a été reprise de douleurs abdominales sourdes et de diarrhée, tantôt bilieuse, jaunâtre, tantôt noire et assez analogue à du goudron.

Elle a perdu l'appétit et les forces, et a pris un teint jaune cachectique qui frappait les personnes voisines.

La diarrhée a un peu cessé depuis quinze jours, mais les vomissements ont reparu et l'affaiblissement est extrême.

Etat actuel. — Teint jaune faible caractéristique, amaigrissement; un peu d'œdème des membres inférieurs.

Rien au cœur; sonorité thoracique et respiration normales.

Le foie ne paraît pas dépasser les fausses côtes; dans l'hypocondre gauche, sur la limite de la région épigastrique, la palpation fait découvrir une tumeur arrondie, mollasse, du volume d'une tête de fœtus : cette tumeur paraît mobile, et une légère pression la fait remonter sous les fausses côtes; elle est également mobile dans le sens latéral; l'abdomen, légèrement ballonné est souple dans ses parties inférieures. Il n'y a pas trace d'épanchement ascitique.

Pas d'albumine dans les urines. (Régime lacté-bismuth). Les jours suivants, la malade reprend quelques forces et demande à manger. On remarque que la tumeur abdominale varie dans sa position et fait saillie plus ou moins selon l'état de l'estomac. Il paraît certain qu'on a affaire à un carcinome de la grande courbure, intéressant probablement l'épiploon et le colon transverse. (Régime lacté partiel).

21 *octobre.* — La malade a été prise ce matin d'un violent besoin d'aller à la garde-robe; elle a voulu se lever, mais une défaillance l'a prise elle est tombée à terre. Presque aussitôt, elle a rendu du sang pur en grande quantité, à la fois par la bouche et par l'anus (2 kilogs au moins), de manière à inonder la salle. Replacée dans son lit, elle est d'une faiblesse extrême ;

le pouls est petit presque filiforme, la pâleur excessive. (Potion cordiale, vins et bouillons.)

Dans la journée, encore plusieurs selles sanglantes, mais beaucoup moins abondantes et formées par du sang digéré.

Les jours suivants, les accidents cessent, et la malade recouvre peu à peu ses forces. Appétit assez bon, selles normales. La tumeur, examinée avec précaution, a bien diminué de volume. Elle occupe bien à peu près la même région, mais s'avance moins au-delà des fausses côtes.

Le 19 novembre, nouvelle hématémèse assez abondante (400 gram. environ), suivie comme la première fois de selles noirâtres ; grande faiblesse et abattement. (Régime lacté intégral.)

Quelques jours après, la malade retrouve un peu d'appétit et demande à être mise au régime ordinaire. (Constipation.)

8 *décembre.* — Il se produit un œdème blanc douloureux de la jambe et de la cuisse gauche. Rien de nouveau du reste.

12 *décembre.* — La phlegmatia a augmenté et envahit la cuisse du côté opposé ; la cachexie fait des progrès, la malade se plaint d'un grand affaiblissement. Diarrhée bilieuse assez forte. (Diascordium et bismuth.)

16 *décembre.* — La malade est très changée et semble affaiblie. Pouls fréquent et misérable ; pâleur de la face. Elle accuse une sensation de chaleur à l'épigastre et de défaillance. En questionnant l'infirmière, on apprend qu'elle a eu, pendant la nuit, huit ou dix selles noires, liquides, formées de sang presque pur. Dans la journée, la faiblesse augmente ; les évacuations alvines deviennent très fréquentes et involontaires.

Mort à sept heures du soir.

Autopsie. — Trente-six heures après la mort.

A l'ouverture de l'abdomen, on trouve la masse de l'intestin grêle flétrie et affaissée, comme dans les cas d'étranglement, sans que pourtant l'estomac paraisse distendu.

Le grand épiploon étant relevé, on découvre la face inférieure du colon transverse qui présente en un point une adhérence solide, avec une anse de l'intestin grêle, située à 50 centimètres environ au-dessous du pylore. Une bride péritonéale est disposée de telle sorte qu'elle étrangle l'intestin grêle immédiatement en aval de ce point et paraît supprimer entièrement son calibre.

Le colon transverse d'une part, et l'intestin grêle de l'autre, étant fendus dans leur longueur, on voit qu'il existe une petite tumeur squirrheuse ulcérée au niveau de l'adhérence signalée plus haut. Une perforation de 1 centimètre de diamètre met en communication l'intestin grêle et le colon, en laissant du côté du mésentère, entre les deux conduits, une espèce d'arrière-cavité exactement limitée par des adhérences. A ce niveau, on découvre facilement les ouvertures béantes de plusieurs arcades mésentériques ulcérées.

Du côté de l'intestin grêle, un étranglement, déjà signalé, obstrue presque complétement le bout inférieur de l'anse, forçant ainsi les matières à passer directement de la partie supérieure du jéjunum, dans le colon transverse. On s'explique comment le sang épanché au niveau de la tumeur a pu être rendu liquide à la fois, par la bouche et par l'anus. Les bords de l'ulcération sont fongueux, rouges, et la paroi intestinale adjacente, infiltrée de sang dans une assez grande étendue.

Les viscères abdominaux et les autres organes sont sains.

C. *Terminaison par étranglement.* — Plus souvent le cancer intestinal, surtout lorsqu'il appartient aux variétés squirrhe et épithéliome, donne lieu à un rétrécissement progressif de l'intestin. La constipation, que nous avons vue être si fréquente dès la première période, devient alors continuelle. Parfois cette constipation, n'étant accompagnée d'aucun autre symptôme fonctionnel, avait passé inaperçue, ou du moins l'on s'était peu inquiété d'un phénomène toujours très fréquent chez les sujets âgés. Les accidents d'étranglement sont alors les premiers symptômes du mal, et cette forme, en quelque sorte larvée, du cancer de l'intestin, n'est pas la moins embarrassante au point de vue du diagnostic.

Quoi qu'il en soit, l'étranglement, une fois constitué,

suit une marche qui rappelle très exactement les phénomènes ordinaires de l'occlusion intestinale. Nous n'insisterons pas sur les détails de cet accident. Bornons-nous à observer que la physionomie du malade peut varier beaucoup, selon que l'étranglement est absolu ou seulement relatif, selon qu'il a un siége dans un point de l'intestin grêle ou, au contraire, sur le gros intestin. Le plus souvent, l'étranglement est situé au niveau de l'un des colons ou de l'S iliaque, et ce n'est pas l'un des faits les moins surprenants que de voir avec quelle facilité cet intestin si volumineux peut s'oblitérer. Dans ces cas, comme le fait observer avec raison M. R. Moutard-Martia, il faut remarquer, d'une part, le ballonnement considérable du ventre, et, d'autre part, la rareté extrême des vomissements. Dans l'Observation communiquée par cet auteur à la Société clinique, et dont nous donnons le résumé, il n'y eut pas, pendant les quatorze jours que dura l'occlusion intestinale, plus d'un seul vomissement, encore le phénomène unique avait-il été sollicité par une purgation.

Obs. IV. — Note sur un cas d'occlusion intestinale avec péritonite consécutive à un rétrécissement cancéreux du colon. Rareté extrême des vomissements, par Moutard-Martin. (*Bulletin de la Société clinique*, 1877, p. 183.)

Louise M..., blanchisseuse, âgée de 58 ans, entre, le 29 janvier 1877, à l'hôpital Necker, dans le service de M. Blachez.

Le début de l'affection pour laquelle elle vient réclamer des soins *remonte au* 19 *janvier*. Elle éprouva ce jour de violentes coliques et ne put aller à la garde-robe. Trois jours après, des lavements purgatifs lui firent rendre quelques matières, mais en même temps survinrent des vomissements verdâtres qui durèrent jusqu'au 25 janvier. Depuis ce jour ils ont cessé, et, dix jours après le début des accidents, la malade présente l'état suivant :

La physionomie est bonne, la maigreur extrême. L'haleine a une odeur infecte et repoussante. Pas de vomissements depuis quatre jours. Ballonnement et tension de l'abdomen manifestes ; la sonorité est générale ; la palpation, pas très douloureuse, ne révèle en aucun point une résistance ou un empatement particulier. Coliques générales. Pas de vomissements. Il n'y a eu ni selle ni émission de gaz. L'urine est normale. Rien dans les autres organes. T. 37° 7. Diagnostic : étranglement interne avec péritonite consécutive.

Pendant les jours suivants, ni selles, ni vomissements. Pas d'émission gazeuse. Le ballonnement du ventre augmente de plus en plus. Le visage coloré n'offre point la teinte terreuse ; la palpation répétée ne révèle rien d'anormal. (Sulfate de magnésie.

2 *février*. — Le sulfate de magnésie a provoqué des vomissements bilieux et des efforts de défécation sans résultat. Coliques. Ballonnement plus prononcé.

3 *février*. — Sommeil bon. Rien de nouveau. Il n'y a toujours émission d'aucun gaz et d'aucune matière. (Lavement à l'eau de seltz.)

4 *février*. — Il n'y a ni selle, ni vomissement. Le ventre est notablement moins tendu que la veille, et il est moins sensible. La malade se sent mieux. Langue sèche. (Lavement à l'eau de seltz).

5 *février*. — L'amélioration continue. Ventre plus souple. Coliques moins fortes. Ni selle, ni vomissement.

Quelques fragments de matières fécales ont été rendus à la suite de ce lavement à l'eau de seltz.

Le soir, le ventre est plus ballonné. Aucune émission gazeuse ou solide.

6 *février*. — Ballonnement encore plus marqué. Les anses intestinales se dessinent de nouveau. Ni selle, ni émission de gaz, ni vomissement. Facies bon. La malade ressent des coliques et des borborygmes.

7 *février*. — Les extrémités se refroidissent. Mort dans la nuit.

A l'autopsie, on constate l'existence d'une péritonite suppurée, et l'on vit que l'obstacle au cours des matières était constitué par un diaphragme complet, situé dans le colon, à 70 centimètres de l'anus. Ce diaphragme était un épithélioma kystique, avec prédominance de tissu fibreux.

De l'eau fut injectée dans le bout supérieur de l'intestin, et pas une goutte ne passa dans le bout inférieur, tellement l'obstacle était absolu. Il n'existait aucune généralisation du produit morbide.

Nous n'avons pas besoin de dire que la terminaison de l'étranglement cancéreux est constamment fatale, que l'on intervienne ou non, comme cela a été fait quelquefois par la création d'un anus contre nature.

D. *Terminaison par péritonite.* — Lorsque le cancer ulcéré de l'intestin affecte une marche destructive, il ne tarde pas à détruire toute l'épaisseur des tuniques intestinales. Souvent, dans l'intervalle, des adhérences protectrices se sont établies, et peuvent conjurer jusqu'à un certain point les graves accidents de l'épanchement stercoral; mais dans d'autres cas, soit que la mobilité de l'anse intestinale malade n'ait pas permis l'établissement des adhérences, soit que ces adhérences aient été insuffisantes, une perforation se produit, et la matière intestinale envahit la cavité du péritoine.

L'épanchement ainsi produit est rarement brusque, et la péritonite généralisée, qui est la conséquence habituelle de cet accident, ne se produit pas en général. Les matières, versées en petite quantité dans une séreuse déjà malade, ne déterminent qu'une péritonite partielle; une sorte de kyste est constituée, kyste formé en partie par la paroi intestinale ulcérée, en partie par la paroi abdominale, ou par l'un des organes voisins. Un peu plus tard, ce kyste suppure ; ses parois cèdent à leur tour, et ouvrent la voie à un épanchement général, qui est alors le signal d'une peritonite mortelle. Dans les cas de ce genre, qui sont loin d'être rares, l'évolution est remarquable par son caractère insidieux, par son début presque latent. Rarement on observe la douleur aiguë et brusque, suivie de vomissements, de météorisme abdominal, d'adynamie profonde, qui est caractéristique de la péritonite par perforation. L'accident se révèle seulement par un certain degré de sensibilité dans un point du ventre, avec empâtement diffus et profond. Quelques vomissements se produisent ; ils peuvent même manquer tout-à-fait. Mais le malade s'affaiblit rapidement, des frissons parfois se déclarent, la langue se sèche, la peau devient chaude, et le malade s'éteint progressivement.

L'Observation suivante, que nous devons à l'obligeance de M. le docteur Bucquoy, peut être présentée comme type de cette évolution latente.

Obs. V. — La nommée X..., âgée de 40 ans, entre le 17 octobre 1876 à l'hôpital Cochin, salle St-Philippe. D'une bonne santé habituelle, elle prétendait n'avoir jamais eu aucune maladie ; elle avait seulement parfois du sang dans ses garde-robes, l'avait attribué à des hémorrhoïdes, et ne s'en était pas autrement inquiétée.

Quinze jours environ avant son entrée, elle eut comme un arrêt de matières fécales, avec grande douleur de ventre, et bientôt après une débâcle, qui la soulagea momentanément. Le 16 octobre, après un déjeuner copieux, où elle avait mangé des haricots en grande quantité, elle fut prise subitement d'un gonflement du ventre, et d'une douleur qui prit naissance dans l'hypocondre droit, et se propagea bientôt dans tout l'abdomen. Elle eut de la constipation et des vomissements alimentaires répétés.

A son entrée, le ventre était très ballonné, peu sensible à la pression, qui ne révélait aucun point particulièrement douloureux. Les vomissements avaient cessé, mais cependant l'arrêt des matières fécales était complet ; point de selles, aucun gaz n'était rendu par l'anus. Les urines, rares, ne renfermaient point d'albumine.

Le facies était grippé, le pouls petit, la température à 38°.

Le toucher rectal et vaginal ne donnait aucun résultat.

Un lavement purgatif ne produisit qu'une selle sans expulsion de gaz.

Le lendemain, même état, météorisme plus considérable, pas de vomissements. P. 132 ; T : 37°6. Huile de ricin : 20 gr. et une goutte d'huile de croton.

Le 19 et le 20, malgré les purgatifs, il ne se produisit aucune selle : — la douleur de ventre augmenta surtout du côté droit ; en même temps, les extrémités devenaient froides, la voix était cassée, des sueurs visqueuses couvraient le corps. Le cathétérisme de l'intestin n'amena qu'un peu de mucus concret mélangé de sang.

Le 22 et le 23 octobre, l'oppression fut extrême, l'altération des traits devint plus marquée ; la voix complètement éteinte ; des vomissements porracés se montrèrent dans la nuit du 22 et cessèrent ensuite. Enfin, la malade succomba dans la soirée du 23.

A l'ouverture de l'abdomen, on observa un dégagement abondant de gaz qui s'échappèrent avant même qu'on eût touché à l'intestin. Il existait une distension considérable du colon transverse qui, dévié de sa position naturelle, se dirigeait obliquement de gauche à droite, de l'hypocondre gauche à la fosse iliaque droite. On observait une vascularisation exagérée de cet intestin, que des adhérences rattachaient à la paroi droite de l'abdomen.

La rupture de ces adhérences ouvrit une poche assez volumineuse, remplie de matières fécales liquides, poche formée en avant par le colon transverse, en arrière, par le colon ascendant ; au niveau de ce dernier, se trouvait la perforation, assez large, librement ouverte dans la cavité péritonéale, et qui avait servi de passage à l'épanchement stercoral.

Après avoir enlevé la masse intestinale, on trouva, à la partie inférieure du colon descendant, une portion d'intestin rétrécie, épaisse, dure au toucher, sur une hauteur de 4 à 5 centimètres. Ce rétrécissement était formé par un bourrelet de petits bourgeons framboisés, faisant le tour de l'intestin qui, au-dessus, paraissait très aminci, noirâtre et comme réduit à la membrane séreuse dans une étendue de 2 centimètres.

On le voit, quelle que soit sa forme, quelles que soient ses complications, le cancer intestinal aboutit fatalement à la mort, et la terminaison ne diffère que par le mode suivant lequel se produit l'issue fatale : ceci nous dispense de revenir sur le pronostic du cancer de l'intestin. Cette maladie, une des plus terribles dont l'homme puisse être atteint, ne peut laisser, quand elle est bien constatée, aucun espoir ni aucune illusion au médecin. Toujours la mort est au bout, la mort après de pénibles souffrances, qui font désirer, plutôt que redouter la terminaison.

Celle-ci est généralement prompte, et la durée du cancer intestinal ne dépasse pas ordinairement une année.

CHAPITRE IV

DIAGNOSTIC DU CANCER DE L'INTESTIN

Il serait facile de passer en revue, à propos du diagnostic du cancer de l'intestin, la plus grande partie de la pathologie abdominale. Cette affection est, en effet, si variable dans son siége, dans sa forme anatomique, dans sa marche et ses symptômes, elle peut donner lieu à des accidents si divers, qu'il est peu de masques pathologiques qu'elle ne puisse révêtir, et peu de maladies du ventre dont elle ne puisse reproduire la physionomie. Nous ne pouvons entreprendre d'examiner tous les cas possibles ; nous tomberions d'ailleurs, en le faisant, dans des banalités fort inutiles, et sans aucun intérêt pratique.

Contentons-nous donc d'indiquer sur quels caractères principaux repose le diagnostic du cancer de l'intestin à ses diverses périodes, et quelles sont les erreurs dont on a le plus souvent à se défendre.

Les affections qui peuvent être confondues avec le cancer intestinal appartiennent, les unes à l'intestin lui-même, les autres à des organes voisins. Parmi ces dernières, le cancer de l'estomac et la cirrhose atrophique du foie sont celles qui prêtent le plus à l'erreur.

Le cancer de l'estomac survient dans les mêmes conditions et à la suite des mêmes causes que celui de l'intestin. Il produit des troubles fonctionnels analogues et un état général tout aussi sérieux.

Mais le cancer de l'estomac se traduit surtout par des phénomènes qui retentissent à l'extrémité supérieure du tube digestif. Il donne lieu, presque toujours, à des vomissements, quelquefois à des hématémèses. Il provoque des douleurs au creux épigastrique, douleurs plus ou moins exaspérées par l'ingestion des aliments. Enfin, lorsqu'il produit une tumeur, celle-ci siége dans la partie la plus élevée du ventre, à l'épigastre ou dans l'hypocondre gauche.

Le cancer intestinal, au contraire, à moins qu'il n'ait son siége au duodénum, produit peu de vomissements. Les douleurs qu'il provoque sont sourdes, ne succèdent pas immédiatement au repas. Le tympanisme, quand il existe, affecte plutôt les parties inférieures du ventre que la région de l'estomac. Enfin, lorsqu'il se manifeste une tumeur, celle-ci est mobile, fuit plus ou moins facilement sous la main et ne remonte pas sous les fausses côtes gauches.

La cirrhose atrophique du foie peut se révéler par des symptômes qui rappellent beaucoup ceux du cancer intestinal. C'est un ballonnement du ventre, avec tiraillements et douleurs vagues, souvent de la diarrhée, parfois du mélœna. C'est une teinte jaune-paille de la peau et un amaigrissement presque cachectique. C'est, enfin, un œdème des jambes, qui peut atteindre un degré considérable, surtout lorsqu'il existe de l'ascite. Mais il est rare d'observer chez les cirrhotiques cette inappétence absolue, cette lenteur excessive des digestions, qui est si habituelle dans le cancer. Dans celui-ci, le péritoine ne renferme pas ordinairement de liquide. Si le ventre est augmenté de volume, c'est par le tympanisme de l'intestin, par une sorte de tension de rénitence de la masse intestinale. La constatation du volume normal du foie, d'une part, et, d'autre part, l'existence d'un empâtement mal circonscrit, d'une tuméfaction profonde en un point du ventre, suffisent à écarter la cirrhose hépatique.

Parmi les affections chroniques de l'intestin qui peuvent simuler le cancer, il faut signaler tout d'abord l'entérite chronique, telle qu'elle existe chez des individus qui ont subi de longues privations ou qui ont habité longtemps des pays malsains. Chez ceux-là, les troubles digestifs atteignent le plus haut degré, l'appétit est inégal et capricieux, la diarrhée est ordinairement continuelle. Le ventre est sinon ballonné, du moins pâteux, mollasse et sensible à la pression. Enfin, l'amaigrissement est extrême, et l'aspect des malades est celui d'une cachexie avancée. — Mais à y regarder de plus près, on n'observe pas le défaut absolu d'appétit, la pesanteur abdominale, la lenteur extrême des digestions que nous avons signalée comme symptôme du cancer. Les alternatives de constipation et de diarrhée font aussi complétement défaut. Le ventre n'est ni rénitent ni ballonné, il ne présente ni empâtement, ni tuméfaction; enfin, la marche de la maladie est lente, et c'est par années que se chiffre sa durée.

L'entérite tuberculeuse peut aussi prêter quelquefois à la confusion : son début souvent insidieux, sa marche rapide, la diarrhée abondante, parfois la lienterie qu'elle provoque, le ballonnement et l'empâtement du ventre qui en sont la conséquence, enfin la cachexie rapide à laquelle elle aboutit, tout cela pourrait justifier une erreur. — On évitera d'y tomber si l'on se souvient que l'entérite tuberculeuse spéciale aux jeunes sujets est presque toujours accompagnée de lésions pulmonaires de même nature, que lorsqu'elle est isolée, elle ne donne pas lieu à ces déformations du ventre, à ces empâtements limités qui appartiennent au cancer. Souvent, il est vrai, les symptômes de péritonite viennent compliquer ceux de l'entérite tuberculeuse, mais cette complication, par les symptômes spéciaux qui en résultent, sert presque toujours à éclairer le diagnostic.

Il est cependant des cas où l'incertitude peut persister jusqu'à la mort du malade; nous citerons comme exemple l'Observation suivante, que nous avons suivie dans le service de M. le docteur Bucquoy, et qui a été publiée par M. H. Barth, dans les Bulletins de la Société anatomique.

Obs. VI. — Lymphadénie intestinale.

Le nommé Dumontier (Guillaume), charretier, âgé de vingt et un ans, entre le 28 janvier 1879 à l'hôpital Cochin, salle Sainte-Marie, n° 1, dans le service de M. Bucquoy.

Son père est mort d'une affection chronique de la poitrine. Sa mère se porte bien. Plusieurs frères et sœurs sont morts en bas âge.

Le malade dit s'être toujours bien porté dans son enfance.

Pas d'accidents strumeux; pas de bronchite.

Depuis six ans, il est charretier et il avoue avoir fait depuis cette époque de fréquents abus de boisson. Il y a deux ans, sans cause connue, il fut pris d'une diarrhée qui disparut d'elle-même après une durée de deux mois.

Bonne santé depuis lors.

Il y a cinq mois, il eut inopinément des coliques abdominales et une diarrhée séreuse très abondante, dont la cause lui échappe complètement. Il dut alors cesser son travail et se mettre au lit. Au bout de quelque temps, la diarrhée s'arrêta définitivement. Mais, peu à peu, les forces conservées jusqu'alors diminuèrent, le ventre se ballonna, devint tendu et douloureux à la pression. Jamais de vomissements, pas de toux, pas de dyspnée, jamais d'enflure de la face.

Cet état persiste, tout en s'aggravant, jusqu'à l'entrée du malade à l'hôpital.

Le 28 janvier, on constate l'état suivant : Teint pâle, décoloré, face un peu bouffie, rappelant l'aspect des albuminariques, œdème notable des membres inférieurs remontant jusqu'aux cuisses; le ventre, considérablement développé, offre une forme particulière : il est évasé dans sa partie supérieure, plutôt aplati inférieurement; l'épigastre et les hypochondres sont le siége d'une sonorité tympanique exagérée; la palpation, d'ailleurs douloureuse, ne permet pas plus que la percussion de limiter le bord inférieur du foie. A gauche et au-dessus de l'ombilic, une plaque dure, ovale, nettement délimitée, semble indiquer la présence de la rate; partout ailleurs la résistance et l'élasticité sont uniformes; il y a peu de matité dans les parties déclives, pas d'œdème des parois.

Le thorax est très élargi à sa base, et le diaphragme semble refoulé par l'abdomen dilaté. La matité hépatique remonte en avant jusqu'au mamelon; en arrière sonorité thoracique normale aux deux sommets, cessant brusquement un peu au-dessous de l'angle inférieur de l'omoplate, pour faire place à une matité complète avec absence de murmure vésiculaire.

Le malade ne tousse pas, il n'a jamais eu d'hémoptysie.

Les battements et bruits du cœur sont normaux ; urine normale, très chargée de sels mais ne renfermant ni sucre ni albumine.

3 *février*. — Douleurs vives dans l'abdomen : vomissements verts répétés depuis plusieurs jours. Coliques vives, selles colorées en jaune, très liquides et ne renfermant pas de sang.

9 *février*. — La diarrhée continue avec plus ou moins d'abondance, malgré les lavements au chlorate de potasse.

L'examen du sang, pratiqué le 7 février, a donné 3,500,000 globules rouges par millimètre cube. Pas d'augmentation notable du nombre des leucocytes.

12 *février*. — Le météorisme est plus prononcé, le ventre, toujours douloureux à la pression, conserve la forme décrite

plus haut. Quelques frottements péritonéaux au niveau des fausses côtes.

19 *février*. — La diarrhée continue d'une manière peu régulière : dyspnée marquée depuis quelques jours : météorisme très considérable. Le gâteau splénique s'est rapproché de l'ombilic. Pas d'albumine dans les urines.

20 *février*. — Le malade a des vomissements alimentaires.

25 *février*. — Le météorisme s'accuse encore davantage. Abolition complète de la sonorité et du murmure respiratoire aux deux bases.

26 *février*. — La diarrhée a beaucoup diminué. Rien dans les urines.

3 *mars*. — Toujours un peu de diarrhée, pas de vomissemements. Toux fréquente la nuit. L'œdème est toujours très accentué aux membres inférieurs et aux parties génitales. On constate l'existence d'une hydarthrose assez abondante dans le genou gauche et son absence complète dans le genou droit. Urines fortement chargées de sels. Pas d'albumine.

7 *mars*. — L'œdème des membres est très considérable, et l'on voit des vergetures très marquées à leur face postérieure. Le constraste entre la partie sous-diaphragmatique du corps qui présente un œdème énorme, avec la moitié sus-diaphragmatique, qui est extrêmement émaciée, s'accuse de plus en plus. Cependant il faut remarquer que la partie postérieure du thorax est aussi le siége d'une infiltration œdémateuse très prononcée, qui fait complétement défaut sur le cou et les membres supérieurs.

9 *mars*. — Le malade a eu froid hier et tousse beaucoup.

11 *mars*. — Respiration très anxieuse. 32 inspirations par minute. Le malade se plaint des membres inférieurs et du scrotum. Lœdème du prépuce gène la miction. A la visite du soir on lui fait quelques mouchetures qui le soulagent beaucoup.

12 *mars*. — L'œdème de l'abdomen a diminué. La face s'amaigrit considérablement : la diarrhée continue très abondante et fétide.

13 *mars*. — Le malade a du hoquet. Toujours de la diarrhée.

L'amaigrissement se prononce de plus en plus. Aspect cadavérique.

14 *mars*. — Diarrhée toujours fétide et abondante. Mort à une heure du matin.

Autopsie. — Le 16 mars, 33 heures après la mort.

La rigidité cadavérique a presque complétement disparu.

Cavité abdominale. — A l'ouverture de l'abdomen, il s'écoule une quantité considérable de liquide clair, évaluée à 3 litres environ. Le péritoine ne présente pas de traces d'inflammation. La masse intestinale est volumineuse.

L'estomac est très dilaté, mais paraît sain.

L'intestin grèle présente en certains points, principalement du côté gauche, un aspect noirâtre par plaques irrégulières.

A l'union de la région ombilicale avec l'hypocondre gauche, cet intestin, très augmenté de volume, forme une plaque irrégulière, dure, constatée pendant la vie et attribuée à tort à la rate. La masse intestinale étant enlevée, l'intestin déroulé et ouvert, on constate une infiltration cancéreuse des parois de l'intestin grêle dans une très grande étendue. Au niveau de la première portion du duodénum, immédiatement au-dessous de l'estomac, commence l'altération. Les parois de l'intestin sont épaissies et comme infiltrées par une matière plastique peu friable, dont l'accumulation forme des bourgeons saillants à la surface de la muqueuse. Ces bourgeons, de coloration noire, ont leur siége indifféremment dans toutes les parties du calibre de l'intestin. Le calibre du duodénum n'est pas sensiblement modifié; mais plus bas, au-dessous de l'origine du jéjunum, l'altération devient plus notable.

Il y a dilatation et épaississement des parois, qui atteignent et dépassent un centimètre. La surface interne, dans ce point, est irrégulière, tomenteuse, hérissée de gros bourgeons noirâtres, ecchymotiques en certains points. Les valvules conniventes sont peu visibles et seulement indiquées par une vague striation transversale.

L'étendue de cette lésion atteint environ 10 centimètres de longueur.

Plus bas, on retrouve, comme précédemment, des plaques disséminées, noires, saillantes à l'intérieur de l'intestin, distribuées aussi bien au niveau du bord adhérent, qu'au niveau du bord libre, contrairement à ce qui se passe dans les lésions des plaques de Peyer. Les altérations, très marquées jusqu'à 50 centimètres au-dessous du foyer principal, deviennent ensuite beaucoup plus rares et semblent se localiser sur les plaques de Peyer. Elles cessent brusquement au niveau de la face supérieure de la valvule de Bauhin et ne se retrouvent plus sur le gros intestin.

Ces plaques de dimensions variables, depuis le volume d'un petit pois jusqu'à l'étendue d'une pièce de deux francs, sont, les unes ulcérées, les autres sans pertes de substance. Sur les plaques ulcérées, l'aspect est également variable ; les unes ne présentant qu'une perte de substance très superficielles ; les autres plus ou moins profondément excavées. Le fond de l'ulcération est régulier, les bords assez nettement taillés et non décollés. Les ulcérations se rencontrent aussi bien sur les parties les plus élevées de l'intestin grêle que sur celles qui avoisinent la valvule iléo-cœcale.

Sur toute l'étendue de l'intestin, on peut constater que les parois en sont très notablement hypertrophiées, et que les valvules conniventes présentent un développement assez marqué.

Les ganglions mésentériques sont presque tous augmentés de volume ; ils présentent sur leur coupe le même aspect que les plaques de l'intestin. Vers le bord adhérent du mésentère, ils forment une masse énorme dont le volume dépasse celui des deux poings. Ils sont entièrement dégénérés et présentent comme le foie l'aspect du cancer encéphaloïde ramolli. La masse cancéreuse comprime dans une grande étendue la veine cave inférieure.

Le foie est assez volumeux. Poids, 2065 gr. Il présente, sur ses deux faces et dans tous les points, une lobulation, une sorte d'état fongueux de sa surface. La capsule de Glisson n'est nullement épaissie. Les lobules, blanchâtres dans beaucoup de points, sont séparés par un lacis vasculaire rosé ; leur volume varie depuis celui d'un pois jusqu'à celui d'une pomme de grosseur ordinaire. La surface du foie est diversement colorée dans les points lobulés, et blanchâtre avec des points d'un rose vif. Dans ces mêmes points, la consistance est molle, presque fluctuante ; mais à la coupe on constate qu'on a affaire à des noyaux de forme arrondie, constitués par un tissu encéphaloïde ramolli en certains points, fournissant au raclage un suc abondant. Ces noyaux encéphaloïdes sont disséminés dans tous les points du parenchyme hépatique.

Les voies biliaires sont saines dans toute leur étendue. La veine porte, complétement enveloppée à son entrée dans le foie par trois bourgeons cancéreux, est perméable.

Les branches principales ont leurs parois saines. On peut suivre ses rameaux dans la direction de plusieurs foyers cancéreux ; mais la dissection, à l'œil nu, ne permet pas d'arriver jusqu'aux embolus cancéreux dont l'existence est présumable.

Le diaphragme paraît sain ; cependant à sa face convexe du côté droit, on rencontre plusieurs ganglions cancéreux.

Tous les autres organes sent sains.

L'examen microscopique a montré, aussi bien dans le foie que dans les ganglions mésentériques et dans les parois intestinales, tous les caractères du lymphaténôme ; petites cellules rondes, offrant tous les caractères des cellules lymphatiques logées, en grand nombre, dans les mailles d'un stroma réticulé.

Nous dirons que, dans ces cas exceptionnels, l'erreur est inévitable, et que les ressources du diagnostic ne permettent pas d'y échapper.

La pérityphlite, dans ses formes subaiguës, peut quelquefois en imposer pour un cancer de l'intestin. Cette affection d'allure très insidieuse débute souvent par des alternatives de constipation et de diarrhée, par une tuméfaction, ou plutôt un empâtement diffus dans le flanc droit ; elle est accompagnée d'un mauvais état général et d'une diminution rapide de l'embonpoint et des forces. Mais, presque toujours, on constate au début de la maladie des accidents franchement aigus, de vives douleurs de ventre, et un état fébrile prononcé. La marche, plus rapide que celle du cancer intestinal, aboutit, soit à la résolution pure et simple, soit à la formation d'un abcès, qui s'évacue dans l'intestin. Cette évacuation est démontrée par la présence du pus dans les selles, par la disparition de la tumeur abdominale, enfin, par la chute brusque de la fièvre. Ces symptômes suffisent pour éviter la confusion, ou du moins la faire cesser, si elle avait été un instant commise.

Il peut arriver qu'on observe certaines formes d'invaginations chroniques, et en particulier de l'intestin grêle dans le colon, qui créent un ensemble symptomatique, rappelant à s'y méprendre celui du cancer intestinal. Il existe alors de la diarrhée, des douleurs de ventre, une difficulté excessive des digestions.

Au bout d'un temps plus ou moins long, des phénomènes d'étranglement se déclarent, un écoulement sanguin peut se faire par le bout inférieur de l'intestin, enfin, l'exploration du ventre fait reconnaître dans le flanc droit un empâtement diffus, très douloureux à la pression. L'état général devient rapidement très grave. Dans ces cas difficiles, on ne peut rejeter absolument l'idée du cancer, d'autant plus qu'on a vu le carcinome intestinal être accompagné d'invaginations chroniques. Mais pour éloigner cette idée, on se basera sur le début brusque de la maladie, sur l'absence de troubles digestifs antérieurs, sur les caractères de la cachexie, qui ne présente pas la teinte jaune-paille et la sécheresse de la peau, spéciale au cancer. La durée, d'ailleurs assez courte de l'invagination, même dans ses formes chroniques, ne permettront pas que l'on reste longtemps dans l'incertitude.

Nous n'avons rien dit encore du cancer du rectum ;

c'est qu'en dépit des rapports étroits qui existent entre cette affection et le cancer de l'intestin proprement dit, le diagnostic est presque toujours facile. Le cancer du rectum a ses symptômes spéciaux; les douleurs vives qu'il provoque, les troubles de la défécation qu'il détermine presque constamment, suffisent à attirer l'attention du médecin, et l'exploration directe au moyen du doigt permet alors de le constater d'une manière positive.

Quant aux cancers inaccessibles à l'exploration directe, nous avons dit au début de ce travail que nous les faisions rentrer dans notre sujet.

Pour compléter ce chapitre déjà fort long, nous aurions à insister sur ces formes de cancer de l'intestin qui ne se manifestent par aucun symptôme précis, jusqu'au moment où éclate un accident brusque : hemorrhagie, perforation, étranglement, qui révèle en même temps et la maladie primitive et ses funestes effets. Mais ces cas très variables ne prêtent pas à des considérations diagnostiques utiles.

D'ailleurs, l'importance de ce diagnostic est alors beaucoup plus discutable; nous nous bornerons donc à renvoyer à ce que nous avons dit concernant la symptomatologie.

CHAPITRE V

TRAITEMENT

Une question importante se pose à propos du traitement du cancer de l'intestin. Doit-on, lorsque la tumeur cancéreuse met obstacle au cours des matières, chercher à rétablir celui-ci par l'établissement d'un anus contre nature? Cette opération a été tentée plusieurs fois, nous n'hésitons pas à dire qu'elle nous semble peu justifiée.

Si l'on avait quelque espoir de prolonger notablement la vie des malades, si on pouvait penser que l'opération arrêtera la marche envahissante du cancer, on serait autorisé à imposer au malade les souffrances et les dangers d'une opération grave, avec le dédommagement d'un soulagement réel. Mais quand on est certain, par une expérience mille fois répétées, qu'on a affaire à une affection promptement et certainement mortelle par elle-même, que l'opération, même heureusement dirigée contre une *complication* ne retardera pas d'un seul jour l'issue funeste de la maladie primitive, il nous semble qu'on a le devoir de s'abstenir, et qu'on n'est pas plus autorisé à pratiquer l'anus contre nature, dans un cas de cancer intestinal étranglé, qu'à faire la trachéotomie, pour combattre l'œdème glottique chez un homme atteint de tuberculose au troisième degré.

Nous jugerions presque plus rationnel une tentative

comme celle de Reybard qui, en 1841, extirpa un carcinome occupant la paroi postérieure de l'S iliaque, et fit ensuite la suture de l'intestin.

Dans la plupart des cas, la question de l'intervention chirurgicale ne saurait être posée, et le médecin n'a pas l'embarras de la résoudre. Le traitement, s'il cesse d'être dangereux, n'en est pas alors plus efficace. Il n'existe pas, chacun le sait bien, de médicaments capables de guérir ou même d'enrayer le cancer. Soulager les souffrances du malade, soutenir ses forces, favoriser autant que possible son alimentation ; faire, en un mot, le plus soigneusement, le plus prudemment possible, la médication du symptôme, tel est le rôle auquel le médecin se voit réduit.

Paris. — Imprimerie Ve Parent, rue Monsieur-le-Prince, 31.

www.ingramcontent.com/pod-product-compliance
Lightning Source LLC
Chambersburg PA
CBHW070859210326
41521CB00010B/2007

9782019603236